U0308187

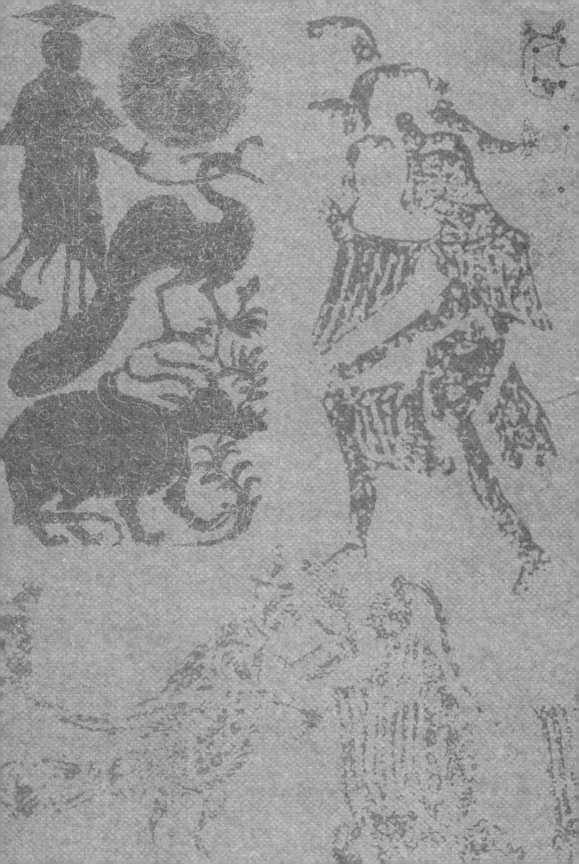

中国古医籍整理丛书

节斋公胎产医案

明·王纶 著

彭榕华 校注

中国中医药出版社

·北 京·

图书在版编目（CIP）数据

节斋公胎产医案 /（明）王纶著；彭榕华校注 . —北京：中国中医药出版社，2015.12

（中国古医籍整理丛书）

ISBN 978 – 7 –5132 – 2927 – 2

Ⅰ.①节… Ⅱ.①王… ②彭… Ⅲ.①中医妇产科学—医案—汇编—中国—清代 Ⅳ.①R271

中国版本图书馆 CIP 数据核字（2015）第 271387 号

中 国 中 医 药 出 版 社 出 版

北京市朝阳区北三环东路 28 号易亨大厦 16 层

邮政编码 100013

传真 010 64405750

三河市鑫金马印装有限公司印刷

各地新华书店经销

*

开本 710×1000 1/16 印张 5.25 字数 24 千字

2015 年 12 月第 1 版 2015 年 12 月第 1 次印刷

书 号 ISBN 978 – 7 –5132 – 2927 – 2

*

定价 18.00 元

网址 www.cptcm.com

国家中医药管理局
中医药古籍保护与利用能力建设项目
组织工作委员会

主 任 委 员 王国强

副 主 任 委 员 王志勇　李大宁

执 行 主 任 委 员 曹洪欣　苏钢强　王国辰　欧阳兵

执行副主任委员 李　昱　武　东　李秀明　张成博

委　　　　员

各省市项目组分管领导和主要专家

 （山东省）武继彪　欧阳兵　张成博　贾青顺

 （江苏省）吴勉华　周仲瑛　段金廒　胡　烈

 （上海市）张怀琼　季　光　严世芸　段逸山

 （福建省）阮诗玮　陈立典　李灿东　纪立金

 （浙江省）徐伟伟　范永升　柴可群　盛增秀

 （陕西省）黄立勋　呼　燕　魏少阳　苏荣彪

 （河南省）夏祖昌　刘文第　韩新峰　许敬生

 （辽宁省）杨关林　康廷国　石　岩　李德新

 （四川省）杨殿兴　梁繁荣　余曙光　张　毅

各项目组负责人

 王振国（山东省）　王旭东（江苏省）　张如青（上海市）

 李灿东（福建省）　陈勇毅（浙江省）　焦振廉（陕西省）

 蔡永敏（河南省）　鞠宝兆（辽宁省）　和中浚（四川省）

项目专家组

顾　问　马继兴　张灿玾　李经纬

组　长　余瀛鳌

成　员　李致忠　钱超尘　段逸山　严世芸　鲁兆麟
　　　　　　郑金生　林端宜　欧阳兵　高文柱　柳长华
　　　　　　王振国　王旭东　崔　蒙　严季澜　黄龙祥
　　　　　　陈勇毅　张志清

项目办公室（组织工作委员会办公室）

主　任　王振国　王思成

副主任　王振宇　刘群峰　陈榕虎　杨振宁　朱毓梅
　　　　　　刘更生　华中健

成　员　陈丽娜　邱　岳　王　庆　王　鹏　王春燕
　　　　　　郭瑞华　宋咏梅　周　扬　范　磊　张永泰
　　　　　　罗海鹰　王　爽　王　捷　贺晓路　熊智波

秘　书　张丰聪

前　言

　　中医药古籍是传承中华优秀文化的重要载体，也是中医学传承数千年的知识宝库，凝聚着中华民族特有的精神价值、思维方法、生命理论和医疗经验，不仅对于传承中医学术具有重要的历史价值，更是现代中医药科技创新和学术进步的源头和根基。保护和利用好中医药古籍，是弘扬中国优秀传统文化、传承中医学术的必由之路，事关中医药事业发展全局。

　　1949 年以来，在政府的大力支持和推动下，开展了系统的中医药古籍整理研究。1958 年，国务院科学规划委员会古籍整理出版规划小组在北京成立，负责指导全国的古籍整理出版工作。1982 年，国务院古籍整理出版规划小组召开全国古籍整理出版规划会议，制定了《古籍整理出版规划（1982—1990）》，卫生部先后下达了两批 200 余种中医古籍整理任务，掀起了中医古籍整理研究的新高潮，对中医文化与学术的弘扬、传承和发展，发挥了极其重要的作用，产生了不可估量的深远影响。

　　2007 年《国务院办公厅关于进一步加强古籍保护工作的意见》明确提出进一步加强古籍整理、出版和研究利用，以及

"保护为主、抢救第一、合理利用、加强管理"的方针。2009年《国务院关于扶持和促进中医药事业发展的若干意见》指出，要"开展中医药古籍普查登记，建立综合信息数据库和珍贵古籍名录，加强整理、出版、研究和利用"。《中医药创新发展规划纲要（2006—2020）》强调继承与创新并重，推动中医药传承与创新发展。

2003～2010年，国家财政多次立项支持中国中医科学院开展针对性中医药古籍抢救保护工作，在中国中医科学院图书馆设立全国唯一的行业古籍保护中心，影印抢救濒危珍本、孤本中医古籍1640余种；整理发布《中国中医古籍总目》；遴选351种孤本收入《中医古籍孤本大全》影印出版；开展了海外中医古籍目录调研和孤本回归工作，收集了11个国家和2个地区137个图书馆的240余种书目，基本摸清流失海外的中医古籍现状，确定国内失传的中医药古籍共有220种，复制出版海外所藏中医药古籍133种。2010年，国家财政部、国家中医药管理局设立"中医药古籍保护与利用能力建设项目"，资助整理400余种中医药古籍，并着眼于加强中医药古籍保护和研究机构建设，培养中医古籍整理研究的后备人才，全面提高中医药古籍保护与利用能力。

在此，国家中医药管理局成立了中医药古籍保护和利用专家组和项目办公室，专家组负责项目指导、咨询、质量把关，项目办公室负责实施过程的统筹协调。专家组成员对古籍整理研究具有丰富的经验，有的专家从事古籍整理研究长达70余年，深知中医药古籍整理研究的重要性、艰巨性与复杂性，履行职责认真务实。专家组从书目确定、版本选择、点校、注释等各方面，为项目实施提供了强有力的专业指导。老一辈专家的学术水平和智慧，是项目成功的重要保证。项目承担单位山东中医药大学、南京中医药大学、上海中医药大学、福建中医药大学、浙江省中医药研究院、陕西省中医药研究院、河南省中医药研究院、辽宁中医药大学、成都中医药大学及所在省市中医药管理部门精心组织，充分发挥区域间互补协作的优势，并得到承担项目出版工作的中国中医药出版社大力配合，全面推进中医药古籍保护与利用网络体系的构建和人才队伍建设，使一批有志于中医学术传承与古籍整理工作的人才凝聚在一起，研究队伍日益壮大，研究水平不断提高。

本着"抢救、保护、发掘、利用"的理念，该项目重点选择近60年未曾出版的重要古医籍，综合考虑所选古籍的保护价值、学术价值和实用价值。400余种中医药古籍涵盖了医经、基础理论、诊法、伤寒金匮、温病、本草、方书、内科、外科、女科、儿科、伤科、眼科、咽喉口齿、针灸推拿、养生、医案医话医论、医史、临证综合等门类，跨越唐、宋、金元、明以迄清末。全部古籍均按照项目办公室组织完成的行业标准《中医古籍整理规范》及《中医药古籍整理细则》进行整理校注，绝大多数中医药古籍是第一次校注出版，一批孤本、稿本、抄本更是首次整理面世。对一些重要学术问题的研究成果，则集中收录于各书的"校注说明"或"校注后记"中。

"既出书又出人"是本项目追求的目标。近年来，中医药古籍整理工作形势严峻，老一辈逐渐退出，新一代普遍存在整理研究古籍的经验不足、专业思想不坚定等问题，使中医古籍整理面临人才流失严重、青黄不接的局面。通过本项目实施，搭建平台，完善机制，培养队伍，提升能力，经过近5年的建设，锻炼了一批优秀人才，老中青三代齐聚一堂，有效地稳定了研究队伍，为中医药古籍整理工作的开展和中医文化与学术的传承提供必备的知识和人才储备。

本项目的实施与《中国古医籍整理丛书》的出版，对于加强中医药古籍文献研究队伍建设、建立古籍研究平台，提高古籍整理水平均具有积极的推动作用，对弘扬我国优秀传统文化，推进中医药继承创新，进一步发挥中医药服务民众的养生保健与防病治病作用将产生深远影响。

第九届、第十届全国人大常委会副委员长许嘉璐先生，国家卫生计生委副主任、国家中医药管理局局长、中华中医药学会会长王国强先生，我国著名医史文献专家、中国中医科学院马继兴先生在百忙之中为丛书作序，我们深表敬意和感谢。

由于参与校注整理工作的人员较多，水平不一，诸多方面尚未臻完善，希望专家、读者不吝赐教。

国家中医药管理局中医药古籍保护与利用能力建设项目办公室
二〇一四年十二月

许 序

"中医"之名立，迄今不逾百年，所以冠以"中"字者，以别于"洋"与"西"也。慎思之，明辨之，斯名之出，无奈耳，或亦时人不甘泯没而特标其犹在之举也。

前此，祖传医术（今世方称为"学"）绵延数千载，救民无数；华夏屡遭时疫，皆仰之以度困厄。中华民族之未如印第安遭染殖民者所携疾病而族灭者，中医之功也。

医兴则国兴，国强则医强。百年运衰，岂但国土肢解，五千年文明亦不得全，非遭泯灭，即蒙冤扭曲。西方医学以其捷便速效，始则为传教之利器，继则以"科学"之冕畅行于中华。中医虽为内外所夹击，斥之为蒙昧，为伪医，然四亿同胞衣食不保，得获西医之益者甚寡，中医犹为人民之所赖。虽然，中国医学日益陵替，乃不可免，势使之然也。呜呼！覆巢之下安有完卵？

嗣后，国家新生，中医旋即得以重振，与西医并举，探寻结合之路。今也，中华诸多文化，自民俗、礼仪、工艺、戏曲、历史、文学，以至伦理、信仰，皆渐复起，中国医学之兴乃属必然。

迄今中医犹为国家医疗系统之辅，城市尤甚。何哉？盖一则西医赖声、光、电技术而于20世纪发展极速，中医则难见其进。二则国人惊羡西医之"立竿见影"，遂以为其事事胜于中医。然西医已自觉将入绝境：其若干医法正负效应相若，甚或负远逾于正；研究医理者，渐知人乃一整体，心、身非如中世纪所认定为二对立物，且人体亦非宇宙之中心，仅为其一小单位，与宇宙万象万物息息相关。认识至此，其已向中国医学之理念"靠拢"矣，虽彼未必知中国医学何如也。唯其不知中国医理何如，纯由其实践而有所悟，益以证中国之认识人体不为伪，亦不为玄虚。然国人知此趋向者，几人？

国医欲再现宋明清高峰，成国中主流医学，则一须继承，一须创新。继承则必深研原典，激清汰浊，复吸纳西医及我藏、蒙、维、回、苗、彝诸民族医术之精华；创新之道，在于今之科技，既用其器，亦参照其道，反思己之医理，审问之，笃行之，深化之，普及之，于普及中认知人体及环境古今之异，以建成当代国医理论。欲达于斯境，或需百年欤？予恐西医既已醒悟，若加力吸收中医精粹，促中医西医深度结合，形成21世纪之新医学，届时"制高点"将在何方？国人于此转折之机，能不忧虑而奋力乎？

予所谓深研之原典，非指一二习见之书、千古权威之作；就医界整体言之，所传所承自应为医籍之全部。盖后世名医所著，乃其秉诸前人所述，总结终生行医用药经验所得，自当已成今世、后世之要籍。

盛世修典，信然。盖典籍得修，方可言传言承。虽前此50余载已启医籍整理、出版之役，惜旋即中辍。阅20载再兴整理、出版之潮，世所罕见之要籍千余部陆续问世，洋洋大观。

今复有"中医药古籍保护与利用能力建设"之工程，集九省市专家，历经五载，董理出版自唐迄清医籍，都 400 余种，凡中医之基础医理、伤寒、温病及各科诊治、医案医话、推拿本草，俱涵盖之。

噫！璐既知此，能不胜其悦乎？汇集刻印医籍，自古有之，然孰与今世之盛且精也！自今而后，中国医家及患者，得览斯典，当于前人益敬而畏之矣。中华民族之屡经灾难而益蕃，乃至未来之永续，端赖之也，自今以往岂可不后出转精乎？典籍既蜂出矣，余则有望于来者。

谨序。

第九届、十届全国人大常委会副委员长

许嘉璐

二〇一四年冬

王 序

　　中医学是中华民族在长期生产生活实践中，在与疾病作斗争中逐步形成并不断丰富发展的医学科学，是中国古代科学的瑰宝，为中华民族的繁衍昌盛作出了巨大贡献，对世界文明进步产生了积极影响。时至今日，中医学作为我国医学的特色和重要医药卫生资源，与西医学相互补充、相互促进、协调发展，共同担负着维护和促进人民健康的任务，已成为我国医药卫生事业的重要特征和显著优势。

　　中医药古籍在存世的中华古籍中占有相当重要的比重，不仅是中医学术传承数千年最为重要的知识载体，也是中医为中华民族繁衍昌盛发挥重要作用的历史见证。中医药典籍不仅承载着中医的学术经验，而且蕴含着中华民族优秀的思想文化，凝聚着中华民族的聪明智慧，是祖先留给我们的宝贵物质财富和精神财富。加强对中医药古籍的保护与利用，既是中医学发展的需要，也是传承中华文化的迫切要求，更是历史赋予我们的责任。

　　2010 年，国家中医药管理局启动了中医药古籍保护与利用能力建设项目。这既是传承中医药的重要工程，也是弘扬优秀民族文化的重要举措，不仅能够全面推进中医药的有效继承和创新发展，为维护人民健康做出贡献，也能够彰显中华民族的璀璨文化，为实现中华民族伟大复兴的中国梦作出贡献。

相信这项工作一定能造福当今，嘉惠后世，福泽绵长。

国家卫生与计划生育委员会副主任

国家中医药管理局局长

中华中医药学会会长

王国强

二○一四年十二月

马 序

　　新中国成立以来，党和国家高度重视中医药事业发展，重视古籍的保护、整理和研究工作。自 1958 年始，国务院先后成立了三届古籍整理出版规划小组，分别由齐燕铭、李一氓、匡亚明担任组长，主持制订了《整理和出版古籍十年规划（1962—1972）》《古籍整理出版规划（1982—1990）》《中国古籍整理出版十年规划和"八五"计划（1991—2000）》等，而第三次规划中医药古籍整理即纳入其中。1982 年 9 月，卫生部下发《1982—1990 年中医古籍整理出版规划》，1983 年 1 月，中医古籍整理出版办公室正式成立，保证了中医古籍整理出版规划的实施。2002 年 2 月，《国家古籍整理出版"十五"（2001—2005）重点规划》经新闻出版署和全国古籍整理出版规划领导小组批准，颁布实施。其后，又陆续制定了国家古籍整理出版"十一五"和"十二五"重点规划。国家财政多次立项支持中国中医科学院开展针对性中医药古籍抢救保护工作，文化部在中国中医科学院图书馆专门设立全国唯一的行业古籍保护中心，国家先后投入中医药古籍保护专项经费超过 3000 万元，影印抢救濒危珍、善、孤本中医古籍 1640 余种，开展了海外中医古籍目录调研和孤本回归工作。2010 年，国家财政部、国家中医药管理局安排国家公共卫生专项资金，设立了"中医药古籍保护与利用能力建设项目"，这是继 1982～1986 年第一批、第二批重要中医药古籍整理之后的又一次大规模古籍整理工程，重点整理新中国成立后未曾出版的重要古籍，目标是形成并普及规范的通行本、传世本。

为保证项目的顺利实施，项目组特别成立了专家组，承担咨询和技术指导，以及古籍出版之前的审定工作。专家组中的许多成员虽逾古稀之年，但老骥伏枥，孜孜不倦，不仅对项目进行宏观指导和质量把关，更重要的是通过古籍整理，以老带新，言传身教，培养一批中医药古籍整理研究的后备人才，促进了中医药古籍保护和研究机构建设，全面提升了我国中医药古籍保护与利用能力。

作为项目组顾问之一，我深感中医药古籍保护、抢救与整理工作的重要性和紧迫性，也深知传承中医药古籍整理经验任重而道远。令人欣慰的是，在项目实施过程中，我看到了老中青三代的紧密衔接，看到了大家的坚持和努力，看到了年轻一代的成长。相信中医药古籍整理工作的将来会越来越好，中医药学的发展会越来越好。

欣喜之余，以是为序。

中国中医科学院研究员

马继兴

二〇一四年十二月

校注说明

　　《节斋公胎产医案》一卷，系明代医家王纶所著。王纶（1453—1510），字汝言，号节斋，浙江慈溪人，明景泰至正德间人。先世居陕西铜川，五代时迁居浙江慈溪。幼年习儒，后因父病而精于医术，著有《明医杂著》六卷、《本草集要》八卷、《明医问答》一卷等，另有《节斋医论》一卷、《节斋小儿医书》一卷。《胎产医案》约撰于成化十六年（1480）至正德五年（1510）间。

　　此书专论产后病证治。凡产后病证三十三种，方剂六十六首，其中四十八首系生化汤类方。其书原版早毁，据《中国中医古籍总目》所载版本有：清康熙五十年辛卯（1711）退思堂刻本、清道光十七年丁酉（1837）抱珠山房刻本、清道光刻本、抄本。据笔者调研，该书现存民国前版本有以下几种：

　　1. 清康熙五十年辛卯（1711）退思堂刻本（简称"退思堂本"），上海中医药大学图书馆藏。

　　2. 清道光十七年丁酉（1837）抱珠山房刻本（简称"抱珠山房本"），浙江省中医药研究院、国家图书馆藏。

　　3. 清抄本，广东省立中山图书馆藏。

　　退思堂本是经贾青南校订后现存最早的刻本，属善本；抱珠山房本则是经周文华重校后的刻本；清抄本抄录年代不详。故此次校注以退思堂本为底本，以抱珠山房本为主校本，清抄本为参校本。校注整理中遵循以下原则：

　　1. 底本原为繁体竖排，今改为简体横排。并采用现代标点方法，按内容分段，进行标点。凡底本中的异体字、古今字、俗写字，统一以现代简化字律齐，不出校记。通假字则一律保留，并出校记说明。

2. 凡底本中因刻写致误的明显错别字，予以径改，不出校记。

3. 凡底本中药名为非错误性异文者，保留原字，于首见处出注说明。

4. 书中同一个字多次校改，在首见处出校记并注明"下同"，余者不出校记。

5. 凡底本中可以确认的讹字，有校本或他校资料可据者，据本校或他校资料改，无本校或他校资料可据者，据文义改。

6. 凡底本中可以确认的脱文，衍文、文字颠倒，有校本或他校资料可据者，据本校或他校资料补、删、乙正；无本校或他校资料可据者，据文义补、删、乙正。凡原文字词无误而校本或他校资料义胜或有参考意义者，酌情出校。

7. 凡原文中文字有疑义，无校本或他校资料可据，难定是非者，出校存疑。

8. 凡原文中字词疑难或生疏者，予以简注。

9. 凡原文中明引前代文献，简注说明。其中引用与原文无差者，用"语出"，引用与原文有出入者，用"语本"，凡称引自某书而某书不见反见于他书者，用"语见"。

10. 凡底本中原表示"文字之上"意义的"右"字径改为"上"字，表示"文字之下"意义的"左"字径改为"下"字，不出校。

11. 底本无目录，此次校注为方便读者查阅，据底本正文各篇篇名提取编排目录。

12. 底本卷前原有"慈溪节斋王纶著，瀛海青南贾棠订，七代孙禹九锡畴"字样，今删去。

序

人身，一小天地也。天地以化育为事，故乾健坤顺，而时行物生，至万有不齐①，化育偶愆②，则参赞是赖。而人之所以为人，亦无不然，阳施阴受，瓜瓞③生焉，坼副④灾害，补救出焉，是胎产者化育之元宝，补救者参赞之功能也。自古及今，名贤辈出，求其法之精、效之神者，不少概见，以其理甚邃，非神明于法之中，变化于法之外，未易响应耳。慈邑节斋王公，为世家名甲⑤，忠孝性成，纲常是任。自登第以至岳牧⑥，每历官有箴，立朝有度。其阐发经义，则为理学宗旨，其用兵也，巡抚荆湘，督师西粤，歼巨宥从，不三月报捷，大为毅宗⑦敬礼。人徒知公之事业文章，仰之若泰山，望之如北斗，而不知公之调元燮理⑧，尤善岐黄也。昔文正公⑨微时，云不能为良相则当为良医⑩，亦不过以弘济苍生为念耳。今公之生也，朝野

---

① 万有不齐：指世上一切事物并不整齐划一，而是各有各的特殊情况。

② 愆（qiān 迁）：失期。

③ 瓜瓞（dié 迭）：瓞，小瓜。瓜瓞，喻子孙繁衍，相继不绝。典出《诗·大雅·绵》："绵绵瓜瓞。"

④ 坼（chè 撤）副：亦作"坼剖"。割裂。谓经剖割而分娩。典出《诗·大雅·生民》。

⑤ 名甲：指王伦于明成化二十年，中甲辰科第二甲第二十七名。

⑥ 岳牧：泛称封疆大吏。王纶曾巡抚湖广，为封疆之臣，故以"岳牧"称之。

⑦ 毅宗：明崇祯帝朱由检的庙号。

⑧ 调元燮理：调理元气，协理阴阳。

⑨ 文正公：即范仲淹。北宋政治家，文学家，军事家，谥号"文正公"。

⑩ 不能……良医：典出《能改斋漫录》卷十三。

倚重，如潞公①然；公之逝也，配享神农，如岐伯然。是公之一身，补前贤所未逮而建之施治，救后人危急而登诸衽席②，人即知公之善岐黄，又未必知公不仅以耑③家鸣世，如丹溪、河间已也。余素与公之冢嗣④禹九交厚忘形⑤，得公家藏遗本，极胎产化育之妙用，梓以寿世，以宝之一邑者，公之天下后世，其利溥⑥，其泽远矣。至公所著《本草集要》《明医问答》诸书，久为后贤载辑行世，兹略而不陈，惧赘也。是为序。

时康熙辛卯⑦年蒲月⑧两广运使甘陵贾棠青南书于鹾署⑨之退思堂

---

　　① 潞公：即北宋政治家文彦博。他历事仁宗、英宗、神宗、哲宗四朝，出将入相 50 年之久，史称宋朝第一名相。

　　② 登诸衽席：使（百姓）过上太平安居的生活。登：加、上。诸：之于。衽席：床席，借指太平安居的生活。

　　③ 耑：同"专"。

　　④ 冢嗣：嫡长子。

　　⑤ 忘形：谓朋友相处不拘形迹。

　　⑥ 其利溥：指有德行的人说的话益处广大。典出《左传·昭公三年》。

　　⑦ 康熙辛卯：清康熙五十年（辛卯），即公元 1711 年。

　　⑧ 蒲月：农历五月。旧俗端午节，悬菖蒲艾叶等于门首，用以辟邪，因称五月为"蒲月"。

　　⑨ 鹾（cuó 锉）署：清代于产盐区设盐运使。鹾，盐。"鹾署"指盐运使的官署。

目 录

全孕方

归身_{一钱五分}　生地_{酒洗，一钱}　苏叶_{五分}　白术_{炒，一钱}①　缩砂_{带壳八分}　橘红_{五分}　白芍_{炒，一钱}　阿胶_{炒，研末入药，八分}②　香附_{童便浸炒，一钱}　甘草_{炒，一钱}　黄芩_{炒，一钱}

姜一片，大枣一枚，水二钟，煎七分，渣，水一钟煎五分③，空肚服。忌生冷油腻、煎炒辛辣、霜梅梅杏、酸醋等味④，戒恼为上。

加减法：自三个月服起，朔望各一帖。四个月，加益母草一⑤钱，忌铁；五个月，加人参五分（去芦）；六个月⑥，加人⑦参一钱五分，减苏叶；七个月，加杜仲一钱（盐水炒），去生地，人参仍用；八⑧个月与七个月同，人参用一钱；九个月与十个月同，加熟地一钱，枳壳八分。

加症加减服，不拘朔望。腹胀闷，大腹皮六分；有痰，胆星六分，贝母一⑨钱（去心）；气紧喘，磨沉香二分

---

① 炒，一钱：原脱，据抱珠山房本补。
② 炒……八分：原脱，据抱珠山房本补。
③ 一钟煎五分：原脱，据抱珠山房本补。
④ 酸醋等味：原脱，据抱珠山房本补。
⑤ 益母草一：原脱，据抱珠山房本补。
⑥ 月：原脱，据抱珠山房本补。
⑦ 加人：原脱，据抱珠山房本补。
⑧ 八：原脱，据抱珠山房本补。
⑨ 贝母一：原脱，据抱珠山房本补。

入药汁；脚气①，落②木瓜一钱；泄泻，暂去归、芩，加泽泻六分，不止③，加④肉果八分（用面裹煨，去面）；身发热，软柴胡八分⑤；咳嗽，杏仁一钱（去皮尖）；腰痛，川续断一钱⑥；有经水来朝⑦，地榆八分，艾叶六分；恶阻呕吐⑧，霍⑨香五分，半夏曲八分（姜汁炒）；腹痛，乃胎气转运，磨⑩木香二分入药汁；盗汗，暂去苏叶；力乏⑪，倍⑫加人参一二钱，鹿角胶三钱，阿胶不用。

将生腹痛滑胎方

当归_{酒洗，一两}　红花_{一钱}　腹皮_{酒洗，一钱}　枳壳_{五钱}⑬
川芎_{酒洗，五钱}

水一钟半，酒半钟，煎七分，空肚服。如腹痛久，身倦，加人参一二钱；如未生，再煎渣五分，催之。

---

① 脚气：原脱，据抱珠山房本补。
② 落：原脱，据抱珠山房本补。
③ 不止：原脱，据抱珠山房本补。
④ 加：原脱，据抱珠山房本补。
⑤ 柴胡八分：原脱，据抱珠山房本补。
⑥ 钱：原脱，据抱珠山房本补。
⑦ 来朝：即来潮。
⑧ 恶阻呕吐：原脱，据抱珠山房本补。
⑨ 霍：原脱，据抱珠山房本补。
⑩ 磨：原脱，据抱珠山房本补。
⑪ 力乏：原脱，据抱珠山房本补。
⑫ 倍：原脱，据抱珠山房本补。
⑬ 钱：原脱，据抱珠山房本补。

产后生化血论

产后气血暴虚，欲补之则恐恶露停滞，欲攻之又恐元气有亏，惟行中带补，化旧生新，方始万全。世之治产者往往用四物汤，窃谓地黄性寒滞血，芍药酸寒无补，非治产之良剂也。

产后生化汤 ［批］生下服两帖

当归八钱　川芎五钱　甘草炙，五分　干姜炒黑①，四分　桃仁去皮尖，十粒

别方加红花一钱（酒洗）。水二钟煎七分，加酒小半盏，热服。如劳极血崩形脱，加人参三四钱；汗多气促，亦加人参三四钱。

凡病皆起于血气之衰，脾胃之虚，而产后尤甚。丹溪论产②，必以大补气血为先，虽有他症，以末治之③足矣。夫产后忧惊劳倦，气血暴虚，风寒④易袭。如有气毋专耗散，有食毋专消导。热不可用芩、连，寒不可多桂、附。寒则血块停滞，热则新血流崩。至若虚中外感，见三阳表症之多，似可汗也，在产后而用麻黄，则重竭其阳；见三阴里

---

① 黑：原脱，据抱珠山房本补。
② 论产：《傅青主女科·产后总论》作"论产后"。
③ 必以……治之：语本《丹溪心法·产后》。
④ 风寒：原脱，据清抄本补。

症之多，似宜下也。在产后而用承气，则重亡阴血。耳聋胁痛，乃肾虚恶露之停，休用柴胡。谵语汗出，乃元弱似邪之症，毋作胃实。厥由阳气之衰，难分寒热，非大补不能回阳而起弱；痉因阴血之亏，毋论刚柔，非滋荣不能舒筋而活络。又如乍寒乍热，发作有期①，症类疟也，若以疟治，迁延难治；神不守舍，言语无伦，病似邪也，若以邪论，危亡可待。血少而大便燥热，苁蓉加于生化，非润肠承气之可通；患汗多而小便短涩，六君子倍用参、芪，必生津液之可利。加参生化②频服，救产后之危；长生活命③屡用，苏绝谷之人。癞疝脱肛，多是气虚下陷，补中益气之方；口噤拳挛，乃因血燥类风，加参生化之汤。产户入风而痛，其服宜羌独养荣方；产门伤冷而不闭，五味倍参生化汤。怔忡惊悸，生化汤加远志；似邪恍惚，安神丸助归脾。因气而懑闷虚烦，生化汤加木香为佐；因食而嗳酸恶食，六君子加神曲为良。苏木、棱、蓬，大能破血；青皮、壳实，散消满胀。一应耗气破血之剂，汗吐宣下之策，止可施于少壮，岂宜用于胎产？大抵新产之后，先问恶露如何，块痛未除，未可遽加芪、术，腹中痛止，补中益气无疑。至若阳亡脱汗，气虚喘促，频灌加参生化，是从权也。又如阴亡大热，血崩厥晕，连煎生化原

---

① 有期：《傅青主女科·产后总论》作"无期"。
② 生化：《傅青主女科·产后总论》作"生化汤"。
③ 长生活命：《傅青主女科·产后总论》作"长生活命丹"。

方，乃急救①也。王太仆云：治下补下，制以急热，则滋道路而又力微，制急方而气味薄，则力与缓同②。故治产当遵丹溪而固本，服法宜效太仆以加频。凡附生死之寄术，宜着意以拯危，欲免俯仰之无愧，须存心于爱物云尔。

服生化汤，须稍热服。渣留后帖并煎，两帖三煎，要在一两个时辰内，未进食，先相继频服，则下焦血块速化而骤长新血，自无厥晕。且产妇一帖，渐增精神，若服药不频，止照常症，日服一帖，岂能挽回将绝之气哉？若胎前素弱虚人，见危症热症堕胎，要不拘帖数，服至病退方止；若产妇劳甚，血崩形色脱，即加人参三四钱在内，频灌无虞；若汗多气促，亦加参三四钱，人参加生化汤内，血块无滞。

---

① 救：中山本作"效"。
② 治下……力与缓同：语本《素问·至真要大论》。

产后诸症治法

论产后血块

产后血块，乃孕成余血之所积也。因产妇送儿送胞，劳倦无力，或调护之际，腹欠温暖，故致血块作痛，日久方散。慎勿轻服迅利，多饮姜、椒、艾、酒，盖过伤太热，则新血未免损失多矣。治法惟频服生化汤，以助血行血，外用热衣以暖肠。时俗治血块，有用生地、红花以行之，苏木、牛膝以攻之，其治气胀，有用乌药、香附以顺之，枳壳、厚朴以舒之，甚有用青皮、枳实、苏子以下气定喘，芩、连、栀、柏以退热除烦，至于血枯便结，反用承气下之而愈结，汗多小便短涩，反用五灵通之而愈秘。执此治产，非徒无益，而又害之。

产后产户痛

产妇起居早，产户感风，产门如生痈毒，切不可服败毒散，宜服后方。

祛风定痛方

当归二钱　独活　防风　肉桂各五钱　川芎一钱　茯苓一

钱　荆芥五分　怀生①二钱

　　枣二枚，水二钟，煎八分，服。

产后脱肛

　　产后劳伤，气血两虚，及禀弱少食患脱肛症，或有崩疝，宜大补气血，用加参生化汤频服，数帖即安。

　　又产后患脱肛，属气血虚，用补中益气汤倍升麻，数帖而愈。

　　又产后七日内患脱肛、怔忡，以倍参五钱生化汤，十五帖而愈。

　　又产后患脱肛、怔忡，服七钱人参，一帖补方，二十余帖而愈。

产后癫狂

　　产后多喜多怒，时发癫狂，言语无伦，甚有不顾五形②者，皆五志所发，为热甚则多喜。大热制金，不能平木，则肝实而多怒也。又发热于中，则多属阳明，经为阳明之厥则癫，又多服膏粱芳香石药则热气剽悍，发为癫狂。大率因痰结于心胸中间，宜开痰镇心神。又神不守舍，狂言妄作，久不愈，如心经蓄热，当清心除热。如痰迷心窍，当去痰宁心，宜大吐下而愈。产后身热感风，遍

---

　　①　怀生：即怀生地。下同。
　　②　五形：指头和四肢。泛指身体。

身麻痹，手足牵搐，口歪痰盛，言语无伦，乃痰结胸膈，心经蓄热之症，治以清心归脾汤。

清心归脾汤

桔红四分　胆星　茯神　杏仁各二钱　人参二钱　当归三钱　甘草四分　半夏八分　枳实五分　川芎八分　柏子仁八分　五味子一钱五分　白术一钱五分　圆眼肉八个

姜、枣，水煎服。

妙香散

人参　木香　辰砂　黄芪炙　山药微炒　茯神　枣仁炒　柏子仁　远志去骨

上为末，蜜调服。

产后血晕

凡分娩之后，眼见黑花，头眩昏晕，不知人事，谓之血晕。其因有三：一因劳倦甚而气竭神昏，二因血大脱而气欲绝，三因痰火乘虚泛上而神不清。患此三者，皆魂不随神，往来而几晕几息也。当急服生化汤，以行块定痛，化旧生新，即时血遂生而气转，神暂清而心有主，频服两三帖，安其昏乱，气血即定，缘芎、归性有生化之功也。若独信古方昏晕症为恶血瘀上迷心，而轻用散血之剂，认为痰火，而治以降火清凉之方，误之甚也。外以醋韭冲鼻之法，烧漆之方，亦不可缓。切不可妄谓血上攻心，而用苏木等以冲攻破血；又不可偏信古法牡丹夺命等方以败血，而反误人命也。临盆之际，必须用煎生化汤，预烧秤锤硬石子，候儿下地，速服两帖，共三煎。又产妇枕边行醋韭投锤醋瓶之法，决无晕症。又儿生下时，举家不可喜子嫚①母，不②可顾子忘产，又不可产讫即卧，或忿怒气逆，皆要血逆致晕。戒之，慎之！

加味生化汤　治三等厥血晕。

川芎三钱　当归六钱　干姜炙黑，五分　桃仁去皮尖，研，十

粒　甘草炙，五分　荆芥五分

枣③，水煎服。加减法：劳倦甚而晕，及血崩气脱而晕，并宜速煎两帖服之。如形色脱，或汗多而脱，皆用急服一帖，后即加人参二三钱、肉桂四分，不可疑人参为补而缓服。或痰火乘虚攻上而晕，方内加橘红四分；虚甚，亦用加人参三钱；肥人多痰，再加竹沥酒盏七分、姜汁少许。

已④上三等晕症，并不可用苏木破血等方。其血块痛甚，兼送益母丸一法，或用鹿角灰二分，或玄胡散，或用独行散。已上消块方，服一方见效，不须易方。

---

①　嫚（màn 慢）：轻视。

②　不：《傅青主女科·血晕》此上有"产母"二字。

③　枣：《胎产指南·论血晕》作"枣引"，义胜。

④　已：通"以"。下同。

急救加参生化汤 治产后形色脱晕，或汗多脱晕。

川芎二钱　当归四钱　干姜炒黑，四分　桃仁去皮尖①，十粒
荆芥四分　甘草炙，四分　人参三钱

水煎服。加减法：血块痛甚，加肉桂七分；渴，加麦
冬一钱、五味子十粒；汗多，加麻黄根一钱。如血块不
痛，加黄芪一钱以收汗；伤面饭食，加炒神曲八分、麦芽
五分；伤肉，加山查②、砂仁。

产后厥症

凡产用力过多，劳倦伤脾，孤脏不能灌注于四旁，故
手足俱冷而气不行。经云：阳亏于下，则为寒厥，宜用加
参生化汤，连服两帖，斯气血旺而神复，厥自止矣。若服
药而又渴，另用生脉散，以代茶助津，以攻厥燥也。又有
四肢逆冷泄痢症，类伤寒阴症，不可用四逆汤，必用倍参
生化汤，佐以炙姜，或加附子一片，则可以回阳生速，而
又可以行参、归之功矣。

加参生化汤　治新产发厥，生化汤内加参二钱服。

滋荣益气复神汤

川芎　白术　黄芪各二钱　麦冬八分　人参　当归各三钱
怀生地二钱　甘草炙，四分　五味子十粒　陈皮四分　附子五分

---

① 尖：原脱，据抱珠山房本补。
② 山查：即"山楂"。下同。

水煎服。汗多，加麻黄根、酸枣仁各一钱；大便不通，加肉苁蓉；伤面饭，加炒神曲、麦芽；伤肉，加山查、砂仁。

凡产后厥晕，皆由气血并竭，若非急补，乌能增血得气之元气耶？但晕在临盆，急症尤甚于厥晕，频灌生化汤几帖，先补血分之亏，即时块化血旺，而神清晕止，产妇精神矣。若无汗脱、气促、形脱症见，参、芪不须加也。厥症在分娩之后，气血两竭，宜用倍参生化汤，并补血气之亏，止厥以复神，又非偏补血分可愈。若要知晕有块痛，芪、术未可进加，厥症问无块痛，芪、术、地黄并用无疑也。

产后血崩

凡产后血大来，用审血色之红紫，视形色之虚实。如血多色紫有块，乃当重去败血也。若止留及作痛，不可论崩。如紫红色大来，乃是惊伤心不能生，怒伤肝不能藏，劳伤脾不能助血归经耳。当以崩治，先用频服生化几帖，则行中有补，而血宁生旺矣。若崩形脱，有汗，或气促，宜倍参生化汤以益气，斯阳生而阴血生旺矣，非棕灰之可止者。如产半月外崩，又宜升麻大补汤治之。

血崩生化汤 治分娩后血崩。

川芎一钱　当归二钱　干姜炙黑，四分　甘草炙，五分　荆芥五分　桃仁十粒枣，水煎服。忌椒、热、生冷。如鲜红血大来，加荆芥、白芷各五分；汗多气促，加参三四钱。有谓芎、归活血，不可治血崩，此谬论也。

滋荣益气止崩汤

川芎—钱 当归四钱 人参—钱 黄芪—钱 怀生 白术各二钱 陈皮 甘草炙 白芷 荆芥 升麻 黄连各四分①

如汗多，加麻黄根一钱、浮小麦一撮；嗽，加杏仁、桔梗；大便不通，加肉苁蓉一钱，禁用大黄；有气，磨木香一分；惊悸，加柏子仁、枣仁；伤饭食，加神曲、麦芽；伤肉，加山查、砂仁；身热，勿用芩、连。

产后气短似喘

凡产后呼吸，气短促有似于喘，世或妄认作痰火，多用散气化痰之方，误人甚矣。夫肺受脾禀，运气生脉，通水道，顺呼吸，清肃上下，调和荣卫，而为平人之常气也。至产妇则血虚气脱，呼吸短促，言语不相接续，似喘症危，不待诊问自明。

加参生化汤 治分娩儿下，即患气短促。有血块，不加芪、术。

川芎二钱 当归四钱 甘草炙，五分 干姜炒黑，四分 人

---

① 分：原脱，据抱珠山房本补。

参二钱　桃仁十粒

枣，水煎，连服二三帖。

续气养荣汤　治产后气促，问无血块痛，宜服此方。

川芎一钱　当归四钱　炙草炙，四分　干姜炙黑，四分　黄芪炙　白术各一钱　陈皮四分　熟地二钱

如足冷，加熟附三分；汗多，加麻黄根一钱、浮小麦一撮；渴，加麦门冬一钱、五味子十粒；大便不通，加肉苁蓉二钱、麻仁一钱；伤面饭，加炒神曲一钱、炒麦芽五分；伤肉，加山查五个、砂仁五分。

滋荣益气复神汤　治产块痛止，可服此方。

川芎一钱　当归二钱　怀生另煎，二钱　甘草炙，四分　黄芪一钱　人参二钱　白术一钱　枣仁炒，二钱　柏子仁一钱　茯神一钱　益智炒，一钱　圆眼肉八个　陈皮三分　麦冬一钱　五味子十粒　莲肉八个

枣二枚，水二钟，煎八分服。

产后妄言妄见，皆由气血两虚而神魂无依也。夫心藏神主血，而言乃心声也，心有血而神存，则言不妄发。又肝藏魂藏血，而目乃肝之窍也，目得血而能视，则瞳瞭①而视正。若夫②产后气血暴竭，则心神失守，故言出无伦，肝魂无依，则瞳眤③妄见。况心为一身之主，乃百脉之宗，

---

① 瞳瞭：指眼珠明亮。

② 夫：原作"大"，据抱珠山房本、清抄本改。

③ 瞳眤（nì逆）：小目。

虚症见于心目，则十二官各失其职矣。治法当论产期块痛有无缓急。若分娩之后，块痛未除，先服生化汤两三帖，以化块定痛。服药痛止，即旋服加参生化汤，或补中益气汤，加安神定志丸。若产日久，形气俱不足，即当大补为主，生养气血，安神定志，服得药力充足，其病自愈。毋求速效，毋信邪祟，若喷以法水，惊以法咒，多致不治。屡治此病，服药至十数帖方效，曾有服至十五帖方效者。丹溪云：虚症犹似邪祟也①。又云：欲泄其邪，先补其虚，先调其气，次论诸疾②。

此古人治虚弱人，有挟外因内之确论，但人不能体认其义用药，反信攻补难同方，御人③必攻邪尽，方可用补，欲病家不信难矣，此医家治产后虚症、及年老人虚喘、弱人妄言三症所当用心者也。

宁神生化汤　治产后块痛未止，患妄言妄见症，未可用芪、术。

川芎一钱　当归三钱　干姜炒黑，四分　甘草炙，四分　茯神一钱　人参二钱　益智炒，八分　桃仁十二粒　柏子仁一钱　陈皮一钱

枣，水煎服。

滋荣益气复神方　治产块痛止，可服此补方。

---

① 虚症犹似邪祟也：语见《胎产指南·产后妄言妄见》。
② 欲泄……诸疾：语见《胎产指南·产后妄言妄见》。
③ 御人：制驭；驾驭。此处指治病。

川芎一钱　当归二钱　怀生二钱，另煎　甘草炙，四分　黄芪一钱　人参二钱　白术一钱　枣仁二钱，炒　柏子仁一钱　茯神一钱　益智炒，一钱　圆眼肉八个　陈皮三分　麦门冬一钱，去心　五味子十粒　莲子八枚

枣二枚，水煎服。

大抵产后恶崩血脱，短气似喘气脱，妄言妄见神脱三症，须有阴血阳气之分，其精散神去之促无异，比前症治可少缓，亦危症也。若非厚药急方频服，失之多矣。

误谓气实痰火皆非。如新产有块痛，并用加参生化汤，行中有补，斯免滞血，血虚之失也。其无块痛，宜用升麻大补汤，少佐黄连，坠火以治崩脱，宁血归经也；宜用倍参补中益气汤，少佐附子，助参以治气脱，定气归源也；宜用滋荣益气复神汤，少佐痰剂以清心火，宁主君之官也。今因人妄论气脱、妄言之症，误用气实痰火方药，屡坏人命。倘执气痰而愈重，必救补之，犹可活也。

产后伤食

凡产形体劳倦，脾胃俱伤，是以新产之后，禁膏粱，远厚味，食粥茹蔬，乃切务也。不善调摄之家，惟虑产妇之虚，以多食有益，厚味为补本，不欲而强与餍足而复伤，胃惟少纳，脾转输迟，食停否塞①，嗳气恶食。治当

---

① 否塞（pǐsāi 癖腮）：闭塞不通。

扶元，温补气血，健脾助胃，养正兼消，审伤何物，佐以消导。斯脾气复而转输散①，斯滞物行而胃始思谷。夫食饮者，充虚之滋味，而产后藉此以补助也。因劳倦脾伤，不朦甘饮，薄味渐进，运化易速，再兼助脾温补之剂，佐以神曲、麦芽，以消饭面之伤，山查、砂仁，以化肉物之伤，如伤寒冷之物，吴茱萸、桂枝亦当加也。如此补消并治，无有不安。屡见治者不重产虚弱，惟知速消伤物，及损真气，益增懑闷，一服不效，又加迅药，一医无功，又更一医，先后方戾②，轻症加重，致使少食恶谷之人反虚，虚而绝不思谷者十常八九，病家自归数命，医家以为尽技，惜哉！

加味生化汤　治产血块未消时，日服此方以消食。

川芎二钱　当归五钱　干姜炙黑，四分　甘草炙，五分

伤面饭，加神曲（炒）二钱、麦芽（炒）六分；伤肉，加山查五个、砂仁五分；伤寒物痛，加吴茱萸一钱、肉桂五分；虚甚，加人参三钱。

健脾消食生化汤　治产后血块痛除，服此方。

川芎一钱　当归三钱　甘草炙，五分　人参一二钱　白术一钱半

水煎服。其伤食，加味照前。如停寒物日久，脾胃弱甚，虽药不运，用揉按，炒面熨呵。

---

① 转输散：《胎产指南·产后伤食》作"转输散精"，义胜。
② 方戾：违背，相反。

长生活命丹　治伤食人误服消导药多，绝谷食者。杂症消耗，绝食亦治。

人参二三钱，水一钟，煎半钟，先用二酒盏，送饭锅焦研粉三匙，渐渐加参汤，锅焦引开胃气，煎参汤用新罐或铜杓，恐闻药要呕耳。

产后忿怒

凡产后因忿怒气逆，胸膈不舒，血块又痛，宜服生化汤。临服时磨木香二分在内服之，则血气自化，怒气自散，并治而不悖也。若轻产重气，偏用香附、乌药、枳壳、香砂之类以行块散气，则元气反损而懑闷益增，非善治产者也。又如怒后即食，胃弱停闷，当审何物，以加消肉伤饭面之剂。若伤寒物作痛，留滞胸胁，宜加桂枝、吴茱萸在生化汤中，以逐寒走痛，无有不安，慎勿用木香槟榔丸、流气饮之方以散气化食，则虚弱产妇重虚之祸，有不可胜言者矣。

木香生化汤　治产后血块痛未除，受气，服此方。

川芎二钱　当归六钱　干姜炙，四分　甘草炙，四分　木香磨，二分　陈皮三分

水煎服。

健脾化食散气汤　治产后受气伤食，问无块痛，服此①。

---

① 此：清抄本"此"下有"方"字。

白术二钱　　当归二钱　　川芎一钱　　干姜炙，四分　　甘草炙，五分　　人参二钱　　麦芽炒，五分　　神曲炒，一钱

如伤面饭，加陈皮三分、山查四个、砂仁七分；如伤寒食停，胁下作痛，加桂枝八分。

大抵产后妇弱，受气停食，愈消愈增懑闷，必攻补并行，方化滞进谷，但时医所见，知耗气而疑参补，误人多矣。予屡见服散气消导药，致使少食思食之人，反绝食日久者，亦用长生活命丹而活者甚多。大凡产后恚怒气逆及产后停食二症，善治者重产而轻怒与食，必补气血为主，佐以顺气调气，则怒郁散而元不损；佐以健脾消导，则停食行而胃思谷，此治产后怒伤食伤之正法也。若专理气消食，非惟气胀不散，停食不行，抑损元减食，甚至绝谷不救者多矣。

产后类疟

产后寒热往来，每日应期而发，其症类疟，切不可用疟疾方治之。夫气血虚而寒热更作，元气弱而外邪或侵，虽寒乘鼓栗①，汤火不能温，热如燔炭，冰水不能寒，或昼轻夜重，或日晡寒热，虽所见症与疟类，其治法必当滋荣益气，以退寒热。有汗急当止汗，加麻黄根。倘疟来后，头有汗而不及于足，此乃孤阳绝阴之危症也，当加地

---

① 鼓栗：震动战抖。鼓，震动。

黄、当归。如明知受寒，头痛无汗，宜于生化汤内加羌活、防风、莲须、葱白数根以散之，万不可作疟治。古柴胡汤、清脾饮等方不可用，常山、草果等味切不可用。

滋荣益气扶正汤　治产后寒热有汗，每午后应期发。

川芎一钱　当归三钱　甘草炙，五分　人参二钱　怀生二钱　黄芪一钱　橘红四分　麦冬一钱　白术一钱半　麻黄根一钱半

水煎服。夜服六味地黄丸二钱。

加减养胃汤　治产后寒热往来，头疼无汗，类疟①。

川芎一钱　当归二钱　藿香　甘草各四分　茯苓　苍术各二钱　人参一钱半　半夏制，八分　橘红四分

姜，水煎②。弱人加服河车丸。

如痰③，加竹沥、半夏曲、姜汁；久疟、无汗，不愈，兼煎白术人参膏，以助药力。弱人兼服河车丸④。

产后类伤寒二阳症

产后七日内外，发热头疼恶寒，勿专论谓太阳症；发热头疼胁痛，勿专谓少阳症。二症皆由气血两虚，阴阳不

---

① 类疟：《傅青主女科·产后诸症治法》作"类疟者"三字。
② 姜，水煎：《傅青主女科·产后诸症治法》作"姜引，煎服"四字，义胜。
③ 如痰：《傅青主女科·产后诸症治法》作"有痰"，义胜。
④ 弱人兼服河车丸：按此句与上"弱人加服河车丸"义重，当是衍文。《傅青主女科·产后诸症治法》此句在"加竹沥、半夏曲、姜汁"下，无前句。

和而类外感。治者慎勿轻产，执偏门而用麻黄汤，以治类太阳症，又勿用柴胡汤，以治类少阳症。其产妇脱血之后，而重发汗，则虚虚之祸，有不可胜言者矣。仲景云：亡血家不可发汗①。丹溪云：产后不可发表②。二先生非谓产后真无伤寒之兼也，非谓麻黄、柴胡方之不对症也，诚恐业偏门而轻产，执成方而发表耳。虽明知产后真感风寒，其生化汤内芎、归亦能散之。又《内经》云：西北之气，散而寒之，东南之气，收而温之，所谓同病而异治也③。惟产后劳虚，治不可分南北，概当重产而用补，少佐散剂，虽有他症，以末治之。

加味生化汤 治产三日内，热发④头疼症。

川芎一钱半 当归三钱 甘草炙 干姜炒黑，各四分 羌活 防风各四分 桃仁十粒

姜，水煎服。如服两帖，头疼身热不除，加白芷八分、细辛四分。若头疼如破，加莲须、葱头五个；虚，加人参三钱。

产后类伤寒三阴症

产后潮热有汗，大便不通，毋专谓⑤阳明症；口燥喉

---

① 亡血家不可发汗：语出《伤寒论·辨太阳病脉证并治中》第87条。
② 产后不可发表：语本《丹溪心法·产后》。
③ 西北……异治也：语本《素问·五常政大论篇》。
④ 热发：清抄本作"发热"，疑倒。
⑤ 谓：原脱，据抱珠山房本补。

干而渴①，毋专谓少阴症；腹液干，大便实②，毋专谓太阴症。又汗出谵语便秘，毋谓胃中有燥屎宜下。数症多因劳倦伤脾，运化稽迟，气血枯竭，肠腑燥涸，乃虚症类实，当补之症。治者毋轻产，而妄议主承气汤，以治类三阴之症也。间有少壮患产，以类症妄下，幸免大祸；如虚弱产妇而复误下，则虚脱之祸大矣，屡见妄下成臌，误导反结。又有血少，数日不通，而一下致泻不止者，不可不戒。

养正通幽散汤　治产后大便秘类三阴伤寒症。

川芎二钱半　当归六钱　甘草炙，五分　桃仁十粒　肉苁蓉去甲，酒洗，一钱　陈皮四分　麻仁炒，二钱

水煎服。如汗多便实，加黄芪、麻黄根各一钱，人参二钱；口渴燥，加麦冬、人参各一钱；腹满，液干，便实，加麦冬一钱、枳壳六分、人参二钱、肉苁蓉一钱。汗出谵语便实，乃气血并竭神衰，心主失守，宜养荣安神，加茯神、枣仁、远志、柏子仁、肉苁蓉各一钱，人参二钱，白术、黄芪各一钱。

已上三等大便燥结症，并宜大料芎、归以补血，人参可少，非芎、归四五斤数，难取功效。又有产后中虚伤寒，口伤寒食，外症难见头疼发热，胁痛腰疼，是外感宜

---

① 渴：原作"暍"，据抱珠山房本改。
② 大便实："实"字原脱，据抱珠山房本补。

汗，当重产亡血禁汗。惟宜生化汤中，量为加减，调治无失。如大便秘结，犹当重产亡血禁汗，惟宜生化汤养正助血通滞，极稳当也。

又方，用润肠粥。产后大便久不通，用芝麻一升，研末，和米二合，煮粥食，润肠即通。

产后类中风

产后血气暴竭，百骸少血濡养，率尔口噤牙紧，手足挛搐，症类中风，又类痫痉。虽虚火泛上有痰，皆当以末治之，毋执偏①，而用治风消痰之方，当先服生化汤，以生旺新血。如见危症，三帖后即日加参益气，以救血脱也。如有痰有火，少佐橘红、茯苓、竹沥、姜汁之剂，黄连、芩、柏，不可并用。

滋荣活络汤　治产后血少，口噤项强、筋搐类中风。

川芎一钱半　当归三钱　怀熟地二钱　甘草四分　人参三四钱　黄芪一钱　茯神二钱　天麻　麦冬各一钱　陈皮　荆芥　防风　羌活各四分　黄连姜汁炒，四分

水煎服。

有痰，加半夏曲七分，竹沥半盏，姜汁少许；伤肉，加山查、砂仁；伤饭面，加神曲、麦芽；大便秘，加肉苁蓉一钱半；渴，加麦冬、葛根；汗多，加麻黄根一钱；惊

---

①　执偏：《傅青主女科·类中风》作"执偏门"。

悸，加枣仁（炒）一钱。

天麻丸　治产后中风，恍惚语涩，四肢不利。

天麻　防风各五钱　茯神一两　川芎七钱　枣仁炒，一两
羌活七钱　人参　远志　山药　柏子仁　麦冬各一两　细辛
四钱　南星曲一钱　半夏曲一钱　当归二两　石菖蒲八钱

上为细末，蜜丸，辰砂①衣，淡姜汤下二钱半，饥
时服。

产后汗

凡分娩之时汗出，由劳伤脾，惊伤心，怒伤肝也。
《内经》云②：体劳苦，汗出于脾；惊而夺精，汗出于心；
有所恐惧，汗出于肝③。产妇多兼三者而汗出，不须即加
敛汗之剂，神宁汗自止。且血块作痛，芪、术未可遽加，
宜服生化汤两三帖，以消块痛。随服加参生化汤，以止虚
汗。若分娩后倦甚，而濈濈④然汗出，形色又脱，乃亡阳
脱汗也。又当从权，速灌加参生化汤，倍参以救危急，以
消块痛。夫汗乃心之液，荣于内为血，溢于外为汗，值产
妇亡血之后而多汗，由惊劳恐伤神虚，不镇守其液也，治
当健脾胃而散水谷之精归肺，益荣卫而引血归源，灌溉四

---

① 砂：此后清抄本有"为"字，疑脱。
② 云：原脱，据抱珠山房本补。
③ 体劳苦……汗出于肝：语本《素问·经脉别论》。
④ 濈（jí 及）濈：指汗出连绵不断。

旁，不使妄行，为外之汗也。杂症虽有自汗、盗汗之分，第①当归六黄汤不可治产后之盗汗也，并宜服加参生化汤及加味补中益气汤二方。若服参、芪重剂而多不止，及出头汗而不至腰足，乃危症也。

麻黄根汤　治产后虚汗不止。

当归一钱　黄芪一钱半　人参二钱　麻黄根一钱　桂枝五分　粉草炙，五分　牡蛎二钱　浮小麦一大撮　白术一钱，炒，血块痛不可用

加减法：虚脱汗多，手足冷，加熟附一片，干姜（炙黑）四分；渴，加麦冬一钱，五味子十粒；血块不痛，加熟地三分；恶风寒，加防风、桂枝各五分；肥白人产后多汗，加竹沥一盏，姜汁半匙，以清痰火。夜服八味地黄丸。

上为末，炼蜜丸。凡产后虚汗不止，由产亡阴血，而阳气②偏盛故也，《内经》云：阳加于阴则发汗③，因而遇风变为痉症有之。

产后盗汗

产后睡去则汗，醒来即止，谓之盗汗，非自汗之比。治当兼用血分药品，其当归六黄汤不宜用。

① 第：但。
② 阳气：原作"气阳"，据清抄本乙正。
③ 阳加于阴则发汗：语本《素问·阴阳别论》。

止汗散 专治盗汗。

人参二钱 当归三钱 麻黄根一钱半 熟地三钱 牡蛎炒，研细，二钱 小麦麸炒，研末，三钱

白汤调服。

产后口渴或兼小便不利

凡产后患此症，多由产后失血或汗多所致，是无水谷也。夫日用水谷，胃纳而肺脾散，至精之清气为津为液，其气通心，受火色而方化为血，下行膀胱而为小便，值产亡血，而又多汗，又劳倦伤脾，不能为胃行其津液，则是生化之气不运，渗泄之令不行，是以上无津液流通，而有咽干燥渴之症，下气不升而有胃肾关闭之候，治法必当助脾益肺，升举气血，则气血流行，阳升阴降，斯水入经而为血为津，谷入胃而气脉行，自然津液充而便利均调矣。若认咽干口燥为火，而用芩、连、栀、柏以降之；认小便闭涩为水滞，而用五苓散以通之，皆非也。必因其劳损以温之，因其干燥而濡之行之，度量病情，随宜而治，自无失也。

生津止渴益水散

黄芪一钱半 人参 怀生 麦冬各二钱 五味子十粒 当归三钱 茯苓八分 升麻 甘草各四分 葛根一钱

如汗多，加麻黄根、枣仁各一钱，浮小麦一大撮；大便久不通，加肉苁蓉一钱半；渴甚，用生脉散代茶。

产后类痉症

产后汗出多而变类痉症，口噤不开，背强而直，身反，气急如绝，宜速服加减生化汤。

川芎　当归　麻黄根　桂枝　防风　人参　甘草　羌活　附子　羚羊角　天麻

又方，治产后无汗类痉中风，筋脉四肢挛急方

川芎　当归　羌活　防风　枣仁

产　泻

产后泄泻，非杂症有飧泄①、洞泄、濡泄、溢泄、水各②注下之论，大率属气虚，食积与湿也。气虚宜补，食积宜消，湿宜燥之。然恶露未消，难骤补峻，消燥③当先服生化汤二三帖，以化生旧新之血，内加茯苓以利水道。俟血化生，然后补气消食，燥湿而分利水，始无滞涩虚虚之失。治产旬日外，方论杂症，尤宜量人虚实而治也。如痛下清水，腹鸣，米饮不化者，以寒泄治之。如粪色赤黄，肛门痛秘，以热泄治之。有因饮食过多，伤脾成泻，自有嗳气，臭如败卵。又有脾气久虚少食，食下肠鸣腹急，尽下所食之物方宽快者。其症各异，其治法寒则温

---

① 飧（sūn 孙）：同"飱"。谓米谷不化而完出。

② 水各：诸本同，疑"水谷"之误。

③ 消燥："燥"上原衍"可"字，据《傅青主女科》卷下删。

之，热则清之，脾伤食积，分利健脾，兼消补虚，善为调治而无失也。丹溪治产后虚泻，眼昏不识人危症，用白术三钱，人参一钱，茯苓三钱，附子一片。

加减生化汤　治产后血块未消时，宜服此方。

川芎二钱　当归四钱　干姜炙，四分　甘草炙，五分　茯苓三钱　桃仁十五粒　莲子十个

水煎服。

健脾利水生化汤　治产块消后，服此方。

当归二钱　川芎一钱　干姜炙，四分　甘草炙，五分　茯苓一钱　人参三钱　肉蔻煨，一个　白术二钱　陈皮五分　泽泻八分

加减法：寒泻，加干姜（炙）八分；寒痛泻，加砂仁八分，干姜（炙）四分；热泻，加黄连炒八分；水泻腹痛，米饮不化者，加砂仁八分，山查、麦芽各一钱；泻者酸嗳臭气，加神曲八分，砂仁八分，山查、麦芽（炒）各一钱；脾气久虚，泻出少食之物方宽快者，以食积论，加山查、砂仁、神曲、麦芽；脾气弱，元气虚，产劳甚，必大补，佐消食，佐清热，佐祛寒。弱甚形色脱，必用丹溪参、苓、术、附大补始回生；久泻，加升麻；诸泻，方加莲子十个；泻水多者，加苍术一钱以燥湿。

产后完谷不化

产后犯此症，盖因产劳倦脾伤，而转输稽缓也。夫水

谷入胃，必因于脾，方散于肺，而通调水道，乃能致气四脏以养人。今产劳倦伤脾，失转输之职，致冲和之气不能化，而令物完出，病名飧泄。又饮食太过，肠胃受伤，亦致完谷不化，俗呼为水谷痢也。然产方三日内，血块未散，患此脾败胃弱症，未可遽加芪、术，且服生化汤加益智、香、砂，少温胃气。候块消散，可加参、术以补气，肉果、木香、砂仁、益智以温胃，柴胡、升麻以引胃中清气，泄气以陈皮、茯苓利水为上策。

加味生化汤　治产下三日内完谷不化，胎前素弱人患此症。

当归四钱　川芎一钱　干姜　甘草炙，各五分　益智一钱桃仁十粒　茯苓一钱半

参苓生化汤　治产后血块散，可服此方。

当归二钱　川芎一钱　干姜炙，四分　甘草炙，五分　人参二钱　茯苓一钱　白芍药炒，一钱　白术二钱　莲子八个　肉果制，一个

泻水多，加泽泻、木通各八分；腹痛，加砂仁八分；渴，加麦冬五味；泻水寒，加干姜一钱、木香四分；食积黄色，加神曲、麦芽以消食，砂仁、山查以消肉积。产后泻痢日久，胃气虚弱，完谷不化，宜温助胃气，用六君子汤加木香四分，肉果（制）一个，六君子（参苓术草芪冬半陈）。

产后痢

产后七日内外，患赤白痢，疾后重频并，最为难治。欲调气行血而推荡痢邪，犹虑产后之元气；欲滋荣益气而大补产弱，又助痢初之邪盛。要在行不损元，补不助邪，惟生化汤减干姜，而代以木香、茯苓，则善消恶露，兼行痢积，并治而不悖也。再服加味香连丸，以候二三日后，视病势加减，可保无虞。若产七日外，有患褐色后重，频并虚痢，即当加补无疑。若产妇禀厚，产期只及二十余日，用生化汤加芩、连、厚朴、芍药行积之剂，加味香连丸。

加减生化汤 治产七日内外患痢。

当归五钱 川芎二钱 甘草炙，五分 桃仁十五粒 茯苓一钱 陈皮四钱 木香磨，三分

红痢腹痛，加砂仁六分。

清血丸 红痢神方，产七日内不可用，性寒故也。

香连丸

香连丸为末，加莲肉粉各一半，治噤口痢，赤白痢脐下绞痛，加行积药。

产三四日后，血块散，痢积少减用，照后开治法。

一产后久泻，元气下陷，大便不禁，肛门如脱，宜服六君子汤加木香四分，肉果一个，干姜（炙）五分。

二产泻痢黄色，乃脾土真气虚，宜服补中益气汤加木香四分，肉果一个。

三产伤面食，泻痢，宜服加参生化汤加神曲、麦芽。

四产伤肉物，泻痢，加参生化汤加山查。

五产后胃气虚弱，泻痢，完谷不化，当温助胃气，宜服六君子汤加木香四分，肉果一个。

六产胃气虚，脾气弱，泻痢，四肢浮肿，宜服六君子汤加五皮散。

七产泻痢，无后重，但日久不止，宜六君子汤加木香、肉果。

八产后赤白痢，脐下气痛，当归、厚朴、黄连、肉果、甘草。

九产后痢久，白痢不止，属血虚，宜服四物汤加荆芥、人参。

十产后痢，羸困，心腹绞痛，宜服薤白、石榴皮、当归、黄连、地榆。痢腹痛不止，用温汤，布蘸暖腹。

产后霍乱

产后霍乱，由劳伤气血，脏腑虚损，不能运化食物，及感风冷所致。阴阳升降不顺，清浊乱于肠胃，冷热不调，正邪相搏，上吐下痢，名曰霍乱。

生化六和汤　治产血块痛未除日，患霍乱。

当归四钱　川芎二钱　干姜炙　陈皮　藿香各四分　茯苓一钱

姜，水煎服。

附子散　治产后霍乱吐痢，手足逆冷，无块痛服此方。

为末，粥饮调下，二服，方在下。

当归二钱　白术一钱　陈皮　干姜炙　丁香　甘草各四分　人参一钱　附子五分

为末，粥饮调下。

温中散　治产霍乱，吐痢不止，无血块痛可服。

人参　白术　当归　厚朴　干姜　茯苓　草豆蔻

姜，水煎服。

产后呕逆不食

人之胃腑，为水谷之海。水谷精，化以为血气，荣润脏腑。产后劳伤脏腑，寒邪易乘入于肠胃，则气逆呕吐而不下食也。

加减生化汤　治产后呕逆不食。

当归三钱　川芎一钱半　干姜炙，五分　甘草炙，五分　砂仁七分

姜，水煎服。

石莲散　治产后咳逆呕吐，心冲目眩。

石莲子去壳，一两五钱　白茯苓一两　丁香五钱

为末，米饮下。

温胃丁香散①　治产七日外，患呕逆不食。

当归　白术各二钱　干姜四分　陈皮　甘草　前胡

藿香

姜，水煎服。

生津益液汤　产后虚弱，口渴少气力，由产血少、汗多内烦，不生津液作渴。

人参　麦冬　茯苓各一钱　大枣三个　小麦炒，一撮　竹叶二十片　甘草四分　栝蒌根

大渴，加芦根。

产后水肿

手足浮肿，皮肤光亮，乃脾虚不能利水，肺虚不能行水也。必用大补气血为主，佐以苍术、茯苓、白术补脾。壅满，用半夏、陈皮、木香监之；人虚，加人参、木通；有热，加麦冬、黄芩以清肺金。

健脾利水补中益气汤　产七日外用。

---

① 温胃丁香散：按此方未含"丁香"。据《傅青主女科·产后编》卷下，方药组成为：当归三钱，白术二钱，黑姜四分，丁香四分，人参一钱，陈皮五分，炙草五分，前胡五分，藿香五分。

人参　白术各二钱　茯苓　白芍各一钱　陈皮五分　木瓜
紫苏　木通　大腹皮　苍术　厚朴各四分

如大便不通，加郁李仁、麻仁各一钱；如因寒邪，湿气伤表，无汗而肿，宜姜皮、半夏、苏叶，加于补气方中以表汗。

五皮散　治产后风湿，客伤脾经，气血凝滞，以致面目虚浮，四肢肿胀气喘。

五加皮　地骨皮　大腹皮　茯苓皮　姜皮各一钱
水煎服。

产后怔忡惊悸　［批］（悸，音忌。心动也）

由产忧惊劳倦，去血过多，则心中躁动不宁，谓之怔忡；若惕然而惊，心中怯怯，如人将捕之状，谓之惊悸。治此二①症，惟调和脾胃，补养心血，俾志定神安，气舒心宁而病愈矣。如分娩后血块未消，宜服生化汤，宜大补血行块，血旺则怔忡惊平，不必加定志安神之剂。如块消痛止后患此症，宜服加减养荣汤。

加减养荣汤　加木香，减川芎、麦冬，即归脾汤。

当归　川芎　茯神　枣仁　人参　麦冬各二钱　远志去心　黄芪　白术各一钱　圆眼肉十个　陈皮　甘草炙，各五分

---

① 二：原为"三"，据清抄本改。

姜，水煎。如虚烦，加竹茹一团；痰，加竹沥、姜汁。

养心汤　治产后心血不宁，惊惕不安。

黄芪_{一钱}　茯神_{八分}　当归_{二钱}　川芎_{八分}　麦冬_{去心}远志_{去骨，八分}　枣仁_{一钱}　柏子仁_{一钱}　五味_{十五粒}　人参_{一钱半}　甘草_{炙，五分}

姜，水煎。

安神丸　［批］与煎药兼服

黄连_{酒炒，二钱}　淮生①_{三钱}　归身_{三钱}　甘草_{炙，五分}

上为末，蒸饼糊为丸，如菉②豆大。朱砂二钱为衣，每服四十丸。

产后骨蒸

宜服保真汤。先服清骨散。

柴前梅连丸　即清骨散作汤，速效。

柴胡　前胡　胡黄连　乌梅_{去核，各二钱}　猪脊髓_{一条}猪胆_{二个}　韭菜白_{十根，各长一寸}

将前四味为末，另将猪髓胆、韭白，酒捣成泥，入童便一酒盏，熬如稀糊，入药末，再捣为丸，如菉豆大。每

---

① 淮生：即怀山药。
② 菉：通“绿”。下同。

服三四十丸，清汤下。如上膈热多，食后服此丸。凡骨蒸男妇俱可服。

加味大造丸　治骨蒸劳热，若服前方，不须服此。

紫河车一具　人参一两　当归一两　麦冬去心，八钱　银柴胡六钱　生地二两　胡黄连五钱　山药一两　石斛酒蒸，八钱　枸杞一两　黄柏酒炒，八钱

上药制就，先将麦冬、地黄捣如泥。如蒸河车，亦另捣而匀后入药末，研匀为丸；若焙干河车为末，加蜜炼为丸。

保真汤　治骨蒸劳，亦可作丸服。

黄芪八分　人参一钱　白术一钱　茯苓八分　甘草四分　川芎八分　当归二钱　天门二钱　麦冬一钱　五味子十粒　地骨皮八分　白芍一钱　枸杞一钱　黄柏炒，二分　知母二钱　生地一钱　熟地一钱

枣二枚，水煎服。

产后心痛

即胃脘①痛。以胃脘在心之下，因伤寒气及食冷物而作痛。因痛近于心，俗呼为心痛。殊不知心为主之官，主血行气，统取脏腑，血气盛则泰然安宁，血不足则怔忡惊

———————

① 脘：原作"腕"，诸本同，据《傅青主女科·心痛》改。

悸不安耳。心岂可痛？若真心痛，手足甲见青黑色，旦发夕死，夕发旦死，且已论之详矣。治当散胃中之寒气，消胃中之冷物。必用生化汤中加消食散寒之药，无有不安。若绵绵痛，可按而止，又问无血块了，则当论虚而加补也。其产后心痛、腹内作痛二症相同，因寒食上攻于心则心痛，下攻于腹则腹痛。治心腹二症法，大约相同，均当用生化汤加桂、茱萸等热剂，温散之也。

加味生化汤

当归二钱　川芎一钱　干姜炙，五分　甘草炙，五分　肉桂八分　吴茱萸七分

三帖后加姜水煎服。如伤寒物，加茱萸、桂枝；伤肉，加砂仁、山查；伤饭面，加神曲、麦芽；大便不通，加肉苁蓉二钱。

产后腹痛

凡产后腹痛，先问血块有无。有血块痛，只服生化汤，调一笑散、鹿角灰散，块消，痛自止。若风冷乘虚入腹作痛，宜服加味生化汤。

当归四钱　川芎二钱　甘草炙，四分　桃仁十粒　桂枝七分，痛止则减

伤饭食，加神曲炒一钱，麦芽七分；伤肉，加砂仁七分，山查五个；如血块不散痛，加一笑散二钱，玄胡末二钱。

产后小腹痛

产后虚中，感寒饮冷，其寒下攻小腹作痛，又有血块作痛者，又产后①血虚脐下痛者，并宜加减生化汤调治之。

当归三钱　川芎一钱　干姜煨黑，四分　甘草炙，四分　桃仁十粒，去皮尖

有血块痛，本汤送玄胡索散一钱，亦治寒气痛。血块无，但小腹痛，又可按而止，痛属虚，加熟地三钱。

玄胡索散

玄胡索　肉桂各一钱，为末

产后虚劳指节疼痛头痛汗不出

当归　人参　黄芪　生姜　淡豉　薤白　猪肾二个

先将猪肾水煮熟，取汁二盏，煎药八分，温服。

产后遍身疼痛，由产后百节开张，血脉流散。气弱则经络间血多滞，累②不散，则筋脉急引，骨节不利，故腰背不能转侧，手足不能动履；或身热头疼，若误作伤寒治之，散表汗出，则筋脉动惕，手足厥冷，变症出焉。

趁痛散　[批] 治遍身痛

当归二钱　甘草三分　黄芪　白术　牛膝　独活　肉桂

---

① 后：原脱，据《傅青主女科·小腹痛》补。
② 累：《傅青主女科·遍身疼痛》作"累日"，义胜。

各八分　薤白八根

姜三片，水煎服。

产后腰疼

产后腰疼，由女人肾位紧抱。腰为肾府，至产劳伤肾气，损动胞络；或虚未平复，而风寒乘之，二者皆至腰疼也。

养荣壮肾汤　治产后感风伤冷，腰疼不可转症。

当归二钱　独活　桂心　川芎　杜仲　续断各八分　防风四分　桑寄生八分

生姜三片，水煎服。服两帖后，痛未止，属肾虚，加熟地三钱。

加味大造丸　治产日久气血虚，腰痛肾虚。　［批］方已①见前

产后淋

产后患淋，由产虚弱，热客于胕中，由内虚则起于烦热，至小便淋涩作痛，名为淋。

茅根汤　［批］（治产后热冷）

白茅根一两　瞿麦　白茯苓各五钱　桃胶　人参一钱半

---

①　方已：原脱，据清抄本补。

滑石　甘草　紫贝二个　石首鲝头四个

灯草、姜水煎，入齿末，空心服。

又方，治产后小便痛及血淋。

茅根　瞿麦　车前子　冬葵子　通草　鲤鱼齿一百个

水煎，入齿末。产后小便数者，由脬内宿有冷气，因产发动，冷气入脬，致小便数也。一方，治小便数或遗尿，以火熨之。

神仙回脓散 ［批］方见乳痈

治产后流注，恶露日久成脓，用此方。宜通其脓，若人不受其补，气血旺，又不可用。

阴蚀五疳

妇人阴户生疮，名曰䘌疮。或痛或痒，如虫行状，脓汁淋露，蚀阴几尽者，由心肾烦郁，胃气血弱，致气血流滞。经云诸疮皆属于心①，当补心养胃，以药熏洗，坐导药治之。

千金疗阴蚀疮

当归　川芎　芍药　地榆　甘草

以水五升煮二升，去渣熏洗，日三夜一。

又方，用蒲黄一升、水银一两，二味研匀，糁之。

---

① 诸疮皆属于心：语本《素问·至真要大论》。

又方，猪肥肉一斤，水一顷①煮水，浸疮，冷再易，不过三两次即愈。

又方，治痔虫食下部及五脏。取桃树东南枝三五枝，轻打头使散，以绵缠之，又研石硫黄末，将绵缠桃枝燃转之，令末少厚，又截一短竹筒，先于下部中，以所燃桃枝，热然熏之。

又方，以虾蟆、兔屎等分烧过，研末敷疮。

---

① 顷：诸本同，疑误。

校注后记

　　《节斋公胎产医案》一卷，系明王纶所著，因原版早毁，成书年代不详，重刻于清康熙五十年（1711）。从内容看，其书方证俱备，论病简明切要，理法严谨，用药精炼，是一部较好的产科医书。从学术传承看，大致属丹溪一派。今将整理校注工作有关情况综述如下。

一、生平及著述

　　《节斋公胎产医案》作者王纶，为明代医家。《明史·方技传》有小传，有关医史鲜有记载。较早记载其生平事迹的是明周希哲/曾镒修、张时徹纂《（嘉靖）宁波府志》卷二十一《人物》，记载最为详细的当属 20 世纪 80 年代初在浙江慈溪出土的《王纶墓志》①，清杨正筍修、冯鸿模纂《（雍正）慈溪县志》卷七《名臣》与清曹秉仁等修、万经等纂《（雍正）宁波府志》卷二十一《人物》记之则简要而明确。《（嘉靖）宁波府志》曰："王纶，字汝言，慈溪人。"《王纶墓志》曰："公讳纶，字汝言，节斋其别号，系出铜川。……五代末曰秀者徙慈，四传至宗文，以道鸣于乡。"据此可知，王氏先世居陕西铜川，五代时迁居浙江慈溪。此处所载王氏别号与《王纶墓志》所云颇为

---

　　① 林功铮. 中医年鉴［M］. 上海：上海中医学院主编，1988

吻合。《（雍正）宁波府志》卷二十一、《（雍正）慈溪县志》卷七均记："王纶字汝言，成化二十年进士。"据上所考，王纶，字汝言，号节斋，浙江慈溪人，登明宪宗成化二十年（1484）甲辰科进士。

《王纶墓志》："公童时早慧，属对不凡。""长就学，益自励，攻苦食淡，鲜尝甘寝，名称籍甚，为邑鸿儒。成化庚子，以诗领浙江乡荐。"《（嘉靖）宁波府志》称其："由进士除工部主事改礼部仪制，转主客司员外……转仪制司郎中。"《（雍正）慈溪县志》亦载其："成化二十年进士，除工部都水主事改礼部仪制，转主客员外郎……转仪制郎中。"又检《明清进士题名碑录索引》：王纶，浙江慈溪人，明成化二十年甲辰科第二甲第二十七名。考各类文献所载，王氏幼而好学，长而敦敏。成化十六年庚子（1480）举于乡，至成化二十年甲辰（1484）登进士第。

至于王氏仕履，以《王纶墓志》记载比较详细。《墓志》云："甲辰第进士，乙巳许归觐①。□丙午夏除工部都水司主事，职掌内府工作，剔蠹求便，廉能丕著。"据此可知，其生平首任工部都水主事，时间为成化二十二年丙午（1486）。《（嘉靖）宁波府志》云："历升广东参政、湖广右布政、广西左布政。"《（雍正）慈溪县志》与《（雍正）宁波府志》所叙与前并无二致。《墓志》又云："庚午五月，盗悉平。时公忧劳日久，感病已深，虽自素

---

① 归觐：谓归谒君王父母。

明医药，势弗可疗，乃是年九月甲戌□于姑苏舟中，从行惟一仆。御史苏公锡、郡守林公廷□为治后事，得年仅五十有八耳。"从弘治己酉（1489）至弘治丙辰（1496），王纶历经十年仕途生涯，屡获擢升已官至仪制郎中。弘治庚申（1500），王纶任广东参政。正德丙寅（1506），王纶升任湖广右布政使。正德己巳（1509），王纶奉朝廷之命巡抚湖广。上述地方志文献亦称其"寻擢都御使巡抚湖广"，与《墓志》所载相契合。《（雍正）慈溪县志》："事竣，终制①，以疾卒于吴门。"地方志诸文献所载大体一致。综上所考，王纶生于景泰癸酉（1453），卒于正德庚午（1510），享年五十八岁。

据《（雍正）慈溪县志》载："纶为人友爱，性刚方耿介，不媚流俗，且为文平实雅淡，理明意远，尤精于医，所治无不瘳者。"《（雍正）宁波府志》亦称："纶孝友天植，刚方耿介，不媚流俗，务为身心经济之学，而以喜闻过、罕言利为座右铭。为文平实雅淡，理明意远，尤精于医。"王纶幼习举子业，后因父病而精于医术，常于繁忙政事之余，悬壶济救黎民百姓。《（嘉靖）宁波府志》载："外任时，昼听民讼，暮疗民疾，历著奇验。"他论病定方，不泥于古，把金元诸家学术思想有机地结合，参合自己的心得与临证经验，撰著颇丰。《王纶墓志》曰："所著有《学庸要旨》《节斋杂稿》《礼部要稿》《分守要稿》，

---

① 终制：死者生前对丧葬礼制的嘱咐。

藏于家。《（嘉靖）宁波府志》曰："尤精于医，有《本草集要》《明医杂著》争相传刻，济利弘多。"薛己在补注《明医杂著》序中称赞他云："及登第，任历中外，皆得人心，至于人之疾疾，治无不验。古人所谓良相良医，盖兼体之矣。"可见，他学宗丹溪，旁及东垣诸家，医论通达决阔，著有《明医杂著》六卷、《本草集要》八卷、《明医问答》一卷等，传刻行世，其中《明医杂著》为世人所重视；另有《节斋医论》一卷、《节斋小儿医书》、《胎产医案》一卷。

《（雍正）慈溪县志》记有《胎产医案》一卷，此书原版早毁，成书及刊行年代不详。据前《王纶墓志》载，王纶于弘治己酉（1489）于礼部仪制任上奔母丧，正德己巳（1509）于巡抚湖广之命途中奔父丧，且于次年正德庚午（1510）年九月甲戌□于姑苏舟中，享年五十八岁。张仲景《伤寒杂病论》中精辟地指出了古人学医的动机，乃"上以疗君亲之疾，下以救贫贱之厄，中以保身长全，以养其生"。结合王纶仕履及其行医生涯，大致推知《节斋公胎产医案》的成书年代应在明弘治二年己酉（1489）至明正德五年庚午（1510）之间。

另，据《中国中医古籍总目》著录，其现存最早版本刻于清康熙五十年辛卯（1711）。

二、版本及馆藏

《节斋公胎产医案》重刊行世，经三百多年，存世仅三部，据《中国中医图书总目》，现存版本有清退思堂刻本、清抱珠山房刻本、清抄本。

上海中医药大学图书馆藏"退思堂刻本"为清康熙五十年辛卯（1711）重刻本，一册，不分卷，半页八行，行二十一字，左右双边，中间有补衬，文字有描修，书口有页码。卷首有"两广运使"瀛海贾棠青南之序，序文云："余素与公之冢嗣禹九交厚忘形，得公家藏遗本。极胎产化育之妙用，其利溥、其泽远矣。"据此可知，贾棠从王氏之七代孙禹九处得此本遗书，重予订定，才使《胎产医案》一书重新得以刊行。封面题名"王节斋先生医案"，文中其他题名"重刻节斋公胎产医案"。作者原题"慈溪节斋王纶著，瀛海青南贾棠订，七代孙禹九锡畴"。

浙江省中医药研究院文献信息研究所和国家图书馆藏"抱珠山房刻本"为清道光十七年丁酉（1837）重刻本，一册，不分卷，半页八行，行二十一字，四周单边，白口，单鱼尾，书口有页码。内封附有"慈溪县志本传"，封面题名"王节斋公胎产医案"，文中其他题名"重刻节斋公胎产医案"。作者题为"慈溪王纶节斋著，瀛海贾棠青南订定，七代孙禹九锡畴校字，后学周文华三桥重校"。据此推断"抱珠山房刻本"是在"退思堂刻本"基础上，重新校订刻板行世。

广东省中山图书馆藏清抄本，一册，不分卷，半页八行，行十八至二十一字不等，左右单边。无封面、序言及作品抄录年代等相关信息，文中首页有题注"卢兵部公在京传来"，据文中抄录内容讹误较多，推断抄本大抵时间应晚于以上诸刻本。首页题为"王节斋公胎产"，末页附注"节斋公浙江慈溪县人""共三十八篇"。

此次《节斋公胎产医案》的整理校注，确定以上海中医药大学图书馆馆藏的《节斋公胎产医案》清退思堂刻本（简称"退思堂本"）为底本，依据有三：①"退思堂本"为早期版本，较之"抱珠山房本"早了126年；②"退思堂本"虽然因年代久远于正文前3页底部有脱字计50个，但其余页码中的文字内容完整，当为足本，且脱字可据校本补；③"退思堂本"为清代"两广运使"贾青南精校之本。以浙江省中医药研究院文献信息研究所馆藏清抱珠山房刻本（简称"抱珠山房本"）为主校本，理由如下：①版本时间较早；②靠近源头；③内容较完整。以清抄本为参校本，进行点校整理。

三、著作内容及学术特色

《节斋公胎产医案》书前有贾青南序，凡一卷，无目录。首论全孕方的临床应用范围、方药以及临证加减；次论产后生化血论，对生化方的机理论述颇为详细；再述产后33种病证病因机理、误治变证的表现及其辨证施治。

全书专论产后病证治，有补前贤之未逮。产后病症依次列述了产后血块、产户痛、脱肛、癫狂、血晕、厥症、血崩、气短似喘、伤食、忿怒、类疟、类伤寒二阳症、类伤寒三阴症、类中风、汗、盗汗、口渴兼小便不利、类痉症、泻、完谷不化、痢疾、霍乱、呕逆不食、水肿、怔忡惊悸、骨蒸、心痛、腹痛、小腹痛、虚劳指节疼痛头痛汗不出、腰痛、淋、阴蚀五痔等产后 33 种病证之方药证法。

1. 创用生化，温经化瘀

产后病治，历言以大补气血为要，故无论诸症兼杂亦概以大补为法。王节斋则倡言《产后生化血论》，创用生化汤为主方加减以治产后诸证。王氏所用生化汤，由当归八钱、川芎五钱、干姜（炒黑）四分、桃仁（去皮尖）十粒、甘草（炙）五分组成。方中当归、川芎以活血和血，配桃仁活血祛瘀，配干姜温经散寒行瘀止痛，并辅以炙甘草调和诸药。立方选药，颇极精妙，全方行中带补，温经散寒，化瘀生新，于产后病证之治尤为切合。

2. 用药精巧，贵乎裁制

《节斋公胎产医案》共列方剂 66 首，其中 48 首系生化汤类方，足见其力主"生化"论治产后病之一斑。现择其要者，略作胪列。

（1）生化汤治产后血块：产后血块乃孕成余血之所积。王氏认为：因产妇送儿送胞，劳倦无力，或调护之际腹欠温暖，故致血块作痛。治法"惟频服生化汤，以助血行血"，以温经和血化瘀之法，方可愈病。

（2）生化汤加人参、荆芥治血晕：产后气血皆去，清宫失养，时或多发为血晕甚至厥脱。王氏认为若见上症者，当急予生化汤加人参、荆芥，以"化旧生新，实时血遂生而气转，神渐清而心有主"。产后速服生化汤，可作预防血晕之措施，产后形色脱晕或汗多脱晕皆可用此法，若厥晕甚者可用倍参生化汤。

（3）生化汤加神曲、山楂等治产后伤食：产后形体劳倦、脾胃所伤者，必当禁膏粱远厚味，食粥茹蔬为切务。王氏指出：治当"扶元温补气血，健脾助胃，养正兼消"，并须审其伤于何物而佐以消导，选方以生化汤去桃仁加味治之。如伤于面、饭者，加神曲、麦芽；伤于肉食者，加山楂、砂仁；伤寒物者，加吴茱萸、肉桂；虚甚，可加人参。

（4）生化汤加木香治产后忿怒：因产后忿怒，气逆胸膈不舒，血块又痛者，宜煎生化汤，临服时并磨木香二分，服之收"血气自化，怒气自散"之功。但王氏又告诫，切忌妄用香燥以耗血伤气。此外，对忿怒后即食，胃弱停闷者，又当视其病之寒热而治之。因寒物所伤者，宜生化汤加桂枝、吴茱萸，以"逐寒走痛"。

（5）生化汤去姜加苁蓉、麻仁治产后便秘：王氏认为产后便秘之治尤当详审病源。此类病证多因劳倦伤脾，运化稽迟，气血枯竭，肠腑燥涸，治者毋轻产而妄议，主承气汤以治之，如虚弱产妇而复误下，则虚脱之祸接踵而至。乃倡以养正通幽汤治之，此方实乃生化汤去干姜加肉苁蓉、麻仁、陈皮而成。"养正助血通滞，极稳当也"；若腹满液干便实，宜加麦冬、枳壳、人参等；汗出谵语便实，则加茯神、枣仁、远志、柏子仁、人参、黄芪、白术等。王氏特别指出：重产亡血禁汗下，惟以生化汤加味治之。

（6）生化汤加益智仁、黄连等治产后泻痢：产后因劳倦伤脾可致脾运失职，输布失常，冲和之气不化，轻者见完谷不化，重者或见泄泻，或见痢疾。王氏认为泄泻虽有飧泄、洞泄、濡泄、溢泄之别，赅其大略，无非气虚、食积及湿邪所致，其治总则是"气虚宜补，食积宜消，湿宜燥之"。并指出产后泻痢不宜峻补，只因产后恶露未消，以生化汤化旧生新为要，可据证之寒热而佐用干姜、黄连，水泻腹痛佐用砂仁、山楂、麦芽，久泻加升麻、莲子。若产后七日内外患赤白痢，后重频并，最为难治。若欲调气行血，推荡痢邪，又"惟用生化汤减干姜而代以木香、茯苓，则善消恶露兼行痢积，并之而不悖也"。

生化汤是妇产科临床极为常用的著名方剂。一般方剂书较多认为系出自《傅青主女科》，但傅氏此书乃刊行于清·道光七年（1827），较王氏《胎产医案》迟一百多年。有学者曾将《傅青主女科》与《胎产医案》两相检读校核，发现其《产后篇》除"阴痛""恶露"等个别病证之外，其余概与王氏《胎产医案》雷同。据此，可以推断《傅青主女科·产后篇》恐系后人在整辑傅氏原著时挩入王氏《节斋公胎产医案》的全部内容而成。如确属，则产后创用"生化"之功当归节斋。

书中注重临床之实用性，所选方剂如倍参生化汤、清心归脾汤、续气养荣汤、承气汤、麻黄根汤、长生活命丹、木香槟榔丸、天麻丸、安神丸、止汗散、温中散、石莲散等，多为平和常用之方，可见其不尚险僻，注重实用。综观《节斋公胎产医案》全书，当属丹溪一派。王纶在学术上赞赏朱（丹溪）、李（东垣）二人，其所著《明医杂著》《本草集要》《胎产医案》等，同意"阴常不足，阳常有余"的观点，力主填精血，以敛相火，还重视东垣"脾胃升降"之说。在医理上主张"宜专主《内经》，而博观乎四子"，认为仲景、东垣、河间、丹溪四子之书"各发明一义"，博观乎四子之学，"斯医道之大全矣"。王纶由于奔走仕途，故成书不多，但他的学说对后世有一定的影响，薛己正是继承王氏学术思想，融合李、朱两家之说，为后来的温补学说开创了先河。

方名索引

总 书 目

I

本　　草

鼎刻京板太医院校正分类青囊药性赋

方　书

医便

卫生编

袖珍方

内外验方

仁术便览

古方汇精

圣济总录

众妙仙方

李氏医鉴

医方丛话

医方约说

医方便览

乾坤生意

悬袖便方

救急易方

程氏释方

集古良方

摄生总论

辨症良方

卫生家宝方

寿世简便集

医方大成论

医方考绳愆

鸡峰普济方

饲鹤亭集方

临证经验方

思济堂方书

济世碎金方

揣摩有得集

亟斋急应奇方

乾坤生意秘韫

简易普济良方

名方类证医书大全

南北经验医方大成

新刊京本活人心法

临证综合

医级

医悟

丹台玉案

玉机辨症

古今医诗

本草权度

弄丸心法

医林绳墨

医学碎金

医学粹精

医宗备要

医宗宝镜

医宗撮精

医经小学

医垒元戎

医家四要

证治要义

松厓医径

济众新编

扁鹊心书